AF456763

RAPPORT

SUR

L'OUVRAGE DE MM. MONFALCON ET DE POLINIÈRE,

INTITULÉ :

HYGIÈNE DE LA VILLE DE LYON

OU

OPINIONS ET RAPPORTS DU CONSEIL DE SALUBRITÉ,

Fait à la Société Médicale d'Émulation de Lyon,

par

M. JULIA DE CAZÈRES,

Docteur en médecine de la Faculté de Paris, Médecin adjoint de l'Hôpital militaire de Lyon, membre des Sociétés de médecine et médicale d'Émulation de la même ville, et correspondant de celle des Sciences médicales de la Moselle.

LYON,

SAVY JEUNE, LIBRAIRE,

Place Louis-le-Grand, n. 14.

1845.

LA CROIX-ROUSSE (LYON). — IMPRIMERIE DE TH. LÉPAGNEZ.

RAPPORT

SUR

L'OUVRAGE DE MM. MONFALCON ET DE POLINIÈRE,

INTITULÉ

HYGIÈNE DE LA VILLE DE LYON,

OU

OPINIONS ET RAPPORTS DU CONSEIL DE SALUBRITÉ.

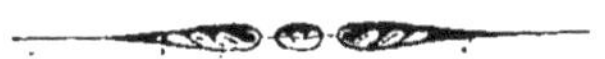

Les nombreux matériaux élaborés par le Conseil de salubrité de notre ville depuis son institution se trouvaient dispersés dans les poudreux documents de ses archives; le Conseil de salubrité a compris qu'il ne pouvait les laisser plus longtemps dans la confusion et dans le désordre où ils se trouvaient. Persuadé que de leur agglomération en un seul corps d'ouvrage résulterait un livre portatif, un véritable manuel qui contiendrait les notions les plus élémentaires sur la matière, les règles de conduite administrative appliquées aux divers établissements manufacturiers, et enfin les citations textuelles des lois, arrêtés et ordonnances qui sont la base du mécanisme administratif, en tant que salubrité, il a réuni tous ces matériaux, qu'il a enrichis d'une précieuse moisson de faits, et, produits au grand jour, ils sont, à l'heure qu'il est, entre les mains des hommes voués à la bienfaisance publique, qui ne pourront y puiser que d'utiles et précieux enseignements, et entre celles des industriels qui y trouveront le moyen d'éviter des mécomptes et de s'éclairer sur leurs droits ainsi que sur leurs devoirs.

Là est, il faut en convenir, Messieurs, une détermination sage et heureuse, un grand pas de fait dans la voie des améliorations, et quand la science, l'industrie, la condition matérielle de la classe ouvrière et la salubrité de notre cité n'en auraient pas obtenu d'autre, nous devrions nous en féliciter et en remercier le Conseil de salubrité de notre ville. Quant à nous, qui avons mission de vous rendre compte de cette publication importante, nous qui, dans la lecture attentive que nous en avons faite, n'avons pas été déçu dans notre attente, nous commencerons par féliciter le Conseil en entier, et par remercier MM. *Monfalcon* et de *Polinière* qui, nous avons hâte de vous le dire, au lieu de se borner à relater des procès-verbaux et à nous en faire une nomenclature sèche et succincte, se sont élevés jusqu'aux principes généraux de l'hygiène, édifiant ainsi une œuvre scientifique et raisonnée qu'on pourrait, avec une juste raison, regarder comme un cours complet de doctrines sur la matière.

Les nombreux titres scientifiques des auteurs de l'Hygiène de la ville de Lyon sont depuis trop longtemps appréciés par tout le monde pour que nous vous en fassions l'énumération; mais, par cela seul que MM. *Monfalcon* et de *Polinière* sont haut placés dans les sciences théoriques et appliquées, vous seriez en droit, Messieurs, de nous adresser le reproche de n'avoir pas mis assez d'empressement à vous parler d'une publication qui intéresse si vivement l'hygiène publique, et dont la presse locale a déjà fait l'éloge. Mais, Messieurs, qu'importe le jour que l'on consacre à l'examen d'un ouvrage, lorsque les idées et les doctrines des auteurs, comme celles que formulent les deux savants médecins, organes du Conseil de salubrité de notre ville, ont reçu la sanction d'une longue popularité! Ce qui nous semblerait moins indifférent, ce serait d'indiquer le point où en étaient les questions d'hygiène publique à l'époque où le Conseil fut institué et d'apprécier, du moins autant qu'il sera en notre pouvoir de le faire, la part que son influence a exercée sur la salubrité, la propriété et l'industrie. Mais, avant d'affronter un tel ordre de questions, avant d'examiner si tous ces secours publics, dont aucune ville n'offre des exemples aussi multipliés et aussi touchants que la seconde ville du royaume, ont été toujours et partout distribués avec cette méthode intelligente qui doit en assurer les résultats, en un mot, Messieurs, avant d'aborder le livre de MM. *Monfalcon* et de *Polinière*, nous vous prierons de nous permettre une courte excursion sur le domaine du passé.

Le Lyon d'aujourd'hui, vous le savez, Messieurs, MM. *Monfalcon* et de *Polinière* ont du reste le soin de nous le rappeler, « ressemble très peu à ce qu'il était il y a vingt ans. »

Cela est si vrai, que les collines, sur lesquelles notre ville est à moitié assise, autrefois nues, se sont couvertes d'habitations vastes et agréables, et que l'ouvrier, habrité naguère dans des masures infectes et malsaines, y trouve de nos jours un air salubre et une quantité suffisante de lumière solaire.

Consultez son histoire, et vous verrez que les parties

desquelles nous nous énorgueillissons étaient dans les conditions les plus mauvaises. Ainsi les maisons particulières, élevées outre mesure, étaient amoncelées dans des rues étroites, sombres, tortueuses et malsaines au plus haut degré; nos deux grands cours d'eau, mal encaissés, étaient bordés de quais disgracieux et qui permettaient à peine, tant leur étroitesse était grande, la circulation des voitures; le service de nettoiement s'y faisait mal, et çà et là l'eau pluviale, réunie à celle des égoûts, formait des mares infectes. En outre, des déjections animales et végétales en pleine fermentation étaient oubliées le long des murs de nos habitations, et là étaient évidemment des foyers d'infection qui viciaient nécessairement l'atmosphère. Les égoûts étaient mal conçus, mal exécutés ou faisaient complètement défaut; la voirie, mal comprise, était livrée au caprice des particuliers et des architectes; certains arts, utiles à la vérité, mais qui doivent toujours être placés en dehors des villes, versaient à tous les instants du jour dans l'air des émanations aussi incommodes qu'insalubres; des métiers dangereux altéraient la santé et par suite abrégeaient les jours de la classe ouvrière; nos rares réverbères lançaient une clarté si misérable et si douteuse qu'on pouvait à peine se conduire dans nos rues labyrinthiques; il n'est pas jusqu'à la presqu'île de Perrache, si aristocratique maintenant, que des eaux bourbeuses et stagnantes occupaient en totalité, et où était un véritable foyer de fièvres endémiques; et, comme supplément d'insalubrité, les animaux étaient égorgés: dans un massif infect et repoussant qui allait du quai du Rhône à la rue si populeuse de l'Hôpital, dans une autre tuerie non moins dégoûtante qui se prolongeait de la place des Carmes au quai d'Orléans, et enfin dans un troisième local dont les abords témoignaient la plus grande incurie et qui se trouvait au cœur du quartier St-Georges.

Autour de ces établissements publics, se groupaient en outre d'autres établissements secondaires, tels que triperies et dépôts de matières organiques à l'état frais; en résumé, Messieurs, nulle grande cité ne réunissait dans son enceinte plus de causes d'insalubrité; nulle aussi n'avait une renommée plus fâcheuse, et, comme vous venez de le voir par ce court et rapide aperçu, elle la méritait bien.

Il était réservé au Conseil de salubrité, dont l'heureuse institution remonte au 8 novembre 1822, de signaler et de combattre ces nombreuses infractions aux préceptes de l'hygiène, de neutraliser et de dissiper ces principes d'altération qui sévissaient sur la santé publique; aussi le voyons-nous, depuis l'arrêté de M. de Tournon, arrêté qui l'instituait juge suprême de tous les objets qui intéressent la santé des citoyens et la police médicale, fonctionner sans intermittence, et éclairer l'autorité sur le voisinage insalubre ou incommode des établissements industriels, par exemple, comme nous le voyons diriger toute sa sollicitude vers les parties de la ville où l'air et la lumière du jour pénètrent d'une manière insuffisante et qu'habite la fraction la plus malheureuse de la population.

Le Conseil de salubrité doit donc être considéré comme le protecteur officiel de l'ouvrier et du pauvre, et comme le véritable fondateur de l'hygiène publique de notre ville. Le jour de sa création marqua par une branche d'hygiène qu'on devrait, à juste titre, appeler la prolectrice des hommes; ses efforts firent faire à notre ville une conquête immense sur l'ignorance, et cette fois, c'est réellement de l'ignorance que le Conseil de salubrité, alors composé de MM. *Cartier, Viricel, Gavinet, Tissier et Gronnier*, triompha, Messieurs. Depuis cette époque, son sanctuaire s'est élargi, ses rayons ont frappé les regards des administrateurs et des hommes spéciaux qui montrent plus de sollicitude pour la santé publique que ne le font les particuliers; en 1824, le chiffre du personnel du Conseil fut définitivement fixé à neuf; cette époque vit naître le premier rapport imprimé, rapport qui fit connaître « l'organisation du Conseil de salubrité, ses attributions, ses lacunes et son avenir dans une grande ville éminemment industrielle »; mais il ne produisit pas, tant s'en faut, le résultat auquel on devait s'attendre; les attributions du Conseil furent légalement partagées entre deux autorités, le *Préfet* et le *Maire*, qui sont loin d'avoir toujours eu et d'avoir encore les mêmes pensées, et là prit naissance une anomalie dont les inconvénients sont immenses. Le service des épidémies, des prisons et des ateliers incommodes ou dangereux étant sous la dépendance immédiate du Préfet, il voulut, comme on le pense, conserver toutes ses prérogatives; le Maire, qui avait l'inspection du dispensaire de santé des filles, celles des boîtes de secours que réclament les noyés et les asphyxiés et la police des aliments et des boissons, insista pour les siennes, et malgré les instances réitérées du Conseil et un travail fort remarquable rédigé à ce sujet par un membre et approuvé à l'unanimité, au lieu de suivre en tout point l'exemple de *Rouen, Marseille, Bordeaux, Lille* et *Nantes* où se trouvent un *maire* et un *préfet*, et où cependant ne sont pas deux Conseils de salubrité, l'un à la Préfecture et l'autre à l'Hôtel-de-Ville, une séparation absolue existe entre les deux Conseils de salubrité, et nuit évidemment à l'intérêt de la santé publique.

La fusion des deux Conseils en un seul est donc impérieusement réclamée ; toutes les lumières de la science doivent être unies pour chercher, trouver et inventer les solutions les plus favorables aux intérêts engagés comme à la salubrité compromise ; telle qu'elle est, cette organisation pèche entièrement par les bases, « elle n'est nulle part aussi insuffisante et aussi étrangement établie qu'à Lyon » ; il faut qu'elle constitue un tribunal, et que ce tribunal ait une autorité toute puissante. Il faudrait, en outre, comme le Conseil en exprime le vœu, qu'il lui fût permis d'étendre ses opérations à tous les points du département; la nomination de correspondants spéciaux, établis à *Villefranche*, *Tarare*, *L'Arbresle*, *Condrieu*, *Givors* et *St-Symphorien-le-Château*, chargés d'une étude approfondie des habitudes de la population des champs, remplirait cette lacune, et de cette institution résulterait incontestablement grand nombre d'améliorations hygiéniques qui, connues de la grande famille française, s'étendraient non seulement jusqu'au plus chétif hameau du département, mais à toutes les communes des autres départements, constituant ainsi « un vaste réseau, dont tous les fils donneraient à l'ensemble une force et une unité » qui auraient *Paris* pour principal centre.

Cette magistrature, ainsi organisée, dans l'intérêt de l'institution elle-même, devrait, en outre, avoir des émoluments proportionnés à ses services. Si elle est aussi active que bienfaisante, ses fonctions, qui jusqu'à ce jour ont été honorifiques, doivent, de toute nécessité, indemniser ses membres des moments précieux qu'ils lui consacrent, et de là s'en suivra incontestablement une surveillance plus complète et plus de garanties pour la salubrité, la propriété et l'industrie.

Comme on vient de le voir, les attributions d'un Conseil de salubrité sont la plus haute expression de l'hygiène publique. Nous ne suivrons pas MM. *Monfalcon* et de *Polinière* dans le long et substantiel historique de la législation qui régit la matière et qui règle les attributions de ce même Conseil, et cela, parce que nous serions dans l'obligation d'entrer dans des développements que ne comporte pas un rapport; mais, nous vous dirons, Messieurs, que la condition matérielle des classes laborieuses est une mission qui est entièrement dévolue aux Comités de salubrité; que leur mandat est de protéger la santé des citoyens contre les ateliers insalubres; de régler les conditions hygiéniques des hôpitaux, des prisons, des salles de spectacle, des casernes, des collèges; de réprimer les falsifications des farines, du pain, du vin, du lait, du sel; de préserver les ouvriers eux-mêmes des dangers qui accompagnent leurs travaux; de combattre les épizooties, de diriger les dispensaires de santé des filles publiques et de présider aux translations des cimetières; toutes missions, comme vous le voyez, qui élèvent et ennoblissent l'homme qui en est investi, et qui le mettent en mesure d'être utile à un si haut degré à ses semblables !

Après la lettre lumineuse et précise qui se trouve placée en tête du Traité d'Hygiène de la ville de Lyon, lettre qui résume tous les actes du Conseil de salubrité depuis sa première organisation jusqu'à nos jours, et que ce dernier adresse à M. *Jayr*, Conseiller d'état, Préfet du Rhône, les auteurs abordent les questions les plus élevées de l'hygiène publique, et, dans une première partie, sans contredit la plus importante de toutes, ils s'occupent des établissements industriels, qu'ils divisent en trois catégories d'ateliers insalubres ou incommodes, et après nous avoir appris « qu'il n'a aucun pouvoir direct, et que, comme Comité consultatif, il n'a qu'à répondre aux demandes que lui adresse l'autorité », il nous fait savoir « que la topographie hygiénique de Lyon et du département du Rhône l'a plusieurs fois occupé », et qu'il a puissamment contribué à l'élargissement des rues et des places, au nivellement du sol et à l'amélioration du pavage, en un mot, à la purification de l'air de notre ville populeuse, que des ruisseaux sans déclivité et sans eaux courantes et l'absence des égoûts saturaient de miasmes humides et malsains. Viennent ensuite, la construction des latrines, le système de curage, la prostitution, le charlatanisme, les salles de théâtre, le Collége royal, les Salles d'Asile, le Dépôt de Mendicité, les prisons, les hôpitaux civils et militaire, les casernes, les forts détachés, l'Abattoir, l'École vétérinaire, les maladies régnantes, les cimetières, les noyés et les asphixiés, la falsification des aliments, les eaux minérales et surtout les eaux potables, tous points que MM. *Monfalcon* et de *Polinière* ont traités avec une science digne des plus grands éloges; mais avant de vous parler de la deuxième partie de leur livre, je vous ramènerai sur quelques uns de ces nombreux sujets, sur ceux qui rentrent d'une manière plus intime dans le domaine de l'hygiène proprement dite.

Les anciens, vous le savez, Messieurs, portaient

plus d'attention que nous à tout ce qui était du ressort de la salubrité. Les diverses expositions leur paraissaient constituer des principes hygiéniques très-différents les uns des autres ; l'on trouve dans Hippocrate l'examen détaillé de l'influence qu'ils exercent sur les maladies et notamment sur les tempéraments : « Si quelqu'un, dit-il, dans son Traité de l'air, des lieux et des eaux, arrive dans une ville qui lui soit inconnue, qu'il considère quel en est le site et l'expositiou aux vents et au soleil ; car les énergies ne sont pas les mêmes dans les villes tournées au nord et au midi, à l'orient ou à l'occident. »

Il n'est pas douteux, en effet, qu'il n'y ait dans ces phénomènes une source d'inégalités très puissante ; mais la difficulté est de les classer d'une manière méthodique et d'en tenir compte ; car bien que l'on ne puisse refuser de les admettre parmi les causes physiques qui font le plus varier les caractères de l'état de maladie et même de l'état de santé d'une ville à l'autre, la géographie pathologique ne nous semble pas assez arrêtée pour en définir exactement la valeur, et l'influence. Toutefois, il n'en est aucun parmi nous qui ne sache que selon l'exposition au soleil ou aux montagnes, la température moyenne des saisons doit changer dans l'intérieur des villes ; qu'elles sont plus sèches ou plus humides selon la qualité du sol et la direction ordinaire des vents ; qu'elles sont plus ou moins salubres, selon qu'elles sont plus ou moins voisines des régions marécageuses et placées, à leur égard, au nord ou au midi ; que telle disposition dans la direction des rues peut les mettre à l'abri des vents nuisibles, et enfin que c'est par des plantations agréables et spacieuses qu'on peut y ménager un aérage convenable. Comme l'observent MM. *Monfalcon* et de

Polinière, c'est surtout à cette dernière condition qu'il est important de viser dans notre ville populeuse, les différences de salubrité qui s'observent entre ses divers quartiers n'étant que le résultat, évident pour nous, des différences qui y existent dans l'aérage.

La première condition de la salubrité d'une ville est donc l'aérage, dont les moyens sont : l'élargissement des rues, des quais et des places, mais surtout les plantations d'arbres. Il convient par conséquent, que toutes les habitations soient largement baignées par le fluide qui en fait la base; et, comme la vie parmi les végétaux est également dans les lois naturelles qui régissent les divers organismes de l'homme, nous croyons que l'air destiné aux maisons ne peut qu'être avantageusement rafraîchi et influencé par les émanations bienfaisantes des jardins et des promenades. Ce n'est pas en tolérant l'augmentation indéfinie de la hauteur des empilements, nous avons hâte de le dire, sans augmenter dans le même rapport la largeur des espaces reservés pour la circulation de l'air et de la lumière, qu'on obtiendra un pareil résultat dans notre ville ; le Conseil de salubrité, et non des hommes de police, devrait seul avoir mission de veiller à ce qu'il y ait toujours proportion entre la superficie couverte par les maisons et la superficie laissée libre ; et sa sollicitude devrait, ensuite, se porter sur la végétation, en contraignant l'autorité à occuper par des plantations toute l'étendue que l'activité des affaires ne réclame pas.

C'est également au Conseil de salubrité que devrait appartenir la disposition du plan, en tant que salubrité bien entendu, géométrique et intérieur des habitations ; il ne lui sera jamais donné, nous le savons, d'empêcher les citoyens de vivre dans des habitations à leur guise; mais il empêchera d'offenser le public par des maçonneries déplaisantes, et surtout par des maçonneries incommodes et insalubres.

Il est une chose qui nous a surpris dans la lecture soutenue et attentive de la partie de l'ouvrage de MM. *Monfalcon* et de *Polinière*, qui a trait aux habitations et que nous ne pouvons attribuer qu'à une omission involontaire, c'est qu'il n'y ait pas été fait mention de l'usage incompréhensible, dégénéré en habitude et toléré par la police, d'uriner dans leurs couloirs, d'où s'exhale constamment une odeur ammoniacale qui infecte. Tels qu'ils sont, ces longs *couloirs*, qui vont pour la plupart d'une rue à l'autre, sont disposés de manière à servir d'urinoir public; comme l'usage l'a, pour ainsi dire, consacré, le propriétaire, lors de la construction de sa maison, le dispose à cet effet; et le public, sans égard pour la morale, les choisit plutôt qu'un angle de mur, où, nous nous empressons de le dire, ne se trouvent que de rares cuvettes ou entonnoirs dans lesquels les hommes pourraient accomplir ce besoin. De là s'ensuit que ces longues issues, que la population traverse à tous les instants du jour, sont sales, noires et infectes, et que, outre l'indécence révoltante avec laquelle on affecte d'y uriner, leurs murs de soubassement sont dégradés, les platras toujours humides, jaunes, puants et décomposés; et le long de nos édifices publics les tuyaux de chûte sont corrodés et rongés; il n'est pas jusqu'aux pierres de taille qui ne soient plus ou moins altérées...

Grâce à l'intervention toute humanitaire du Conseil de salubrité, toutes nos tueries se trouvent réunies en un seul lieu, éloigné du centre de la grande circulation, et notre population n'est plus condamnée au spectacle repoussant du sang coulant au milieu de la fange des ruisseaux, ni exposée aux exhalaisons putrides qui s'échappaient naguère des matières animales que les bouchers négligents laissaient amonceler autour de leurs demeures!... Le Conseil et l'autorité ont compris qu'il était humain de laisser tomber un voile sur ce tableau des meurtres; il faut, effectivement, qu'ils demeurent relégués dans le silence de l'enceinte où l'utilité publique les transporte; et puis, Messieurs, ne serait-il pas permis de se demander si les mœurs publiques n'ont point à gagner à être ainsi rendues complètement étrangères aux pernicieux exemples de ces scènes cruelles?...

Notre ville est donc en possession d'un vaste et commode Abattoir; mais la sollicitude du Conseil de salubrité ne doit pas seulement s'étendre à tout ce qui nous entoure. Plusieurs localités en sont dépourvues, les bestiaux que les bouchers achètent aux marchés sont conduits au travers des rues jusque dans les boutiques où ils sont abattus et dépecés; aussi, la construction de ces établissements publics sera-t-elle un bienfait, et les populations rurales sont en droit de l'attendre de la sage et prévoyante administration dont le Conseil de salubrité est l'âme.

Toutefois, ce résultat obtenu, des règlements de police devront contraindre les bouchers à conduire directement leurs bestiaux dans les écuries de l'Abattoir, où on aura ménagé les greniers nécessaires, et la chair ne devra être transportée dans les magasins placés dans chaque quartier de la ville, que lorsque des membres du Conseil de salubrité, délégués à cet effet, l'auront trouvée suffisamment préparée pour la vente.

« Quoique assise au bord de deux rivières et sur un sol que traversent des sources limpides et abontantes, la ville de Lyon manque d'eaux potables, fraîches et salubres; en résumé, pour les usages publics comme pour le service particulier, Lyon manque d'eau, » disent MM. *Monfalcon* et de *Polinière* (1).

L'eau est cependant, vous le savez, Messieurs, aussi bien un des éléments essentiels de notre corps que de ceux de tous les autres êtres; car non seulement elle est la boisson de tous les animaux et de tous les hommes dans l'état de nature, mais elle entre comme partie constituante dans toutes les boissons dont les hommes civilisés font usage. Nous l'employons pour faire le pain et pour opérer la cuisson d'un très-grand nombre d'aliments; c'est encore avec son aide que la chimie nous prépare les sels et les acides, la pharmacie nos remèdes, et sur elle que repose l'art de la teinture; et comme son influence se fait non seulement sentir sur l'organisation de l'homme, mais sur toute l'économie domestique, et qu'en outre on ne peut hésiter à la classer parmi les agents les plus essentiels de la salubrité des villes, il est à souhaiter que le débat depuis si longtemps engagé sur la supériorité relative des eaux de rivière et des eaux de source ait une fin prochaine.

Sans eau, il ne saurait y avoir de propreté, Messieurs; et, plus elle abonde, plus se fortifie cette importante partie des mœurs et de la police. Que nos administrateurs ne s'arrêtent donc pas sur la trop grande quantité d'eau que tel projet, celui de M. Terme, par exemple, déverserait dans notre ville pour l'usage des particuliers

(1) Page 187.

et le service public ; puisque ce liquide est susceptible de contribuer de toutes sortes de manières, et principalement par le lavage des rues à la salubrité; souhaitons, au contraire, qu'il y arrive sans peine et avec abondance, et qu'après s'être souillé et corrompu, il s'éloigne de même et avec le plus de rapidité possible.

Rien n'est plus funeste aux villes, en effet, que les cloaques ; ils donnent vie à des foyers d'où partent des émanations qui donnent à l'air ambiant des propriétés malfaisantes ; aussi, le Conseil ne doit-il rien négliger, ce nous semble, pour en empêcher la formation.

Plus tard, lorsque la question d'approvisionnement sera enfin résolue; lorsque l'eau, qu'elle arrive de points éloignés à l'aide d'aqueducs, ou qu'elle nous soit fournie par le Rhône, aura gravi les monticules sur lesquels une bonne partie de notre ville est construite, alors, disons-nous, de vastes réservoirs devront être placés sur les points les plus élevés, et de là on pourra aisément l'éparpiller à l'aide de bornes fontaines, et établir un système continu de lavage. Ne manquant plus d'eau, notre ville n'aura plus dans son sein des éléments de saleté et d'insalubrité ; mais, par cela seul que, dans bien des cas, les eaux délétères donnent naissance à un cachet maladif qui paraît inhérent à la localité, toute considération, même celle de l'argent, devra céder devant cette condition rigoureuse « d'assurer des eaux saines pour la nourriture de notre grande famille ouvrière ».

Cette considération avait une telle importance chez nos pères, que de nos jours encore les ruines imposantes des vastes aqueducs qui conduisaient l'eau dans leurs villes nous frappent d'admiration. Ils leur donnaient une solidité telle, que, ni les injures du temps, ni celles des hommes, n'ont pu les faire disparaître entièrement; et si l'industrie avait veillé à leur conservation, à l'inverse des flancs des montagnes qui s'éboulent et du lit des torrents qui se perd et s'efface, ces ouvrages n'auraient pas péri, et nous jouirions encore de la salubrité de leurs eaux.

Celui qui s'étendait du mont *Pilat* à *St-Just*, vous le savez tous, Messieurs, surprend autant qu'il étonne par la hardiesse de ses voûtes que par la solidité de la construction ; et, pour ceux qui l'ont vu, il n'est pas de plus beau spectacle que celui de cette vaste et sèche campagne, qui s'étend de *Constantine* à *Sétif*, au nord de nos possessions africaines, sillonnée par d'innombrables lignes d'arcades qui se croisent dans tous les sens, qui enjambent les voies romaines, les tombeaux et les temples ruinés et qui vont se perdre sous les montagnes, d'où s'échappent, de nos jours encore, des filets d'eau pure et limpide !...

Puisque la salubrité des eaux a si vivement occupé les hommes de l'antiquité, faisons des vœux, Messieurs, pour que celles que nous sommes en droit d'attendre, à une époque très-rapprochée de nous, soient bonnes, fraîches et limpides ; et, quoique celles de source soient celles qui nous seront probablement données, exprimons, en terminant ce paragraphe, le regret de ne pouvoir concevoir l'espoir de jouir de celles du Rhône, que MM. *Monfalcon* et de *Polinière* disent être bonnes, mais inférieures, et que nous croyons, quant à nous, plus légères, moins crues et plus salubres.

Notre ville, vous le savez, Messieurs, est vouée à l'exercice des arts industriels, et, en grande partie, habitée par une population ouvrière ; son agglomération dans des maisons étroites, l'excès du travail ou de la pauvreté, et malheureusement trop souvent l'excès même du vice, faisons ce triste aveu, contribuent à la rendre malsaine et à la décimer; aussi, cette classe a-t-elle besoin de réformes que le Conseil de salubrité pourra seul lui donner, et, comme sa vigilance s'étend sur tout ce qui contribue au dépérissement de notre espèce, nous avons, à l'avance, la conviction intime qu'elle ne lui fera pas défaut et qu'elle mettra tout en œuvre pour la rendre moins accessible aux agents morbides qui sont dans elle et autour d'elle. L'établissement des Caisses d'épargne a fait le premier pas dans le progrès que nous demandons; que notre Conseil, par des circulaires et au besoin par des exemples, lui inspire des habitudes d'ordre, de morale, de tempérance et de propreté; qu'il lui fasse comprendre que cette foule d'animaux domestiques de toute nature, qu'elle nourrit et entretient, restreint l'étroit espace qui lui est réservé et en rend le renouvellement de l'air plus difficile, et il aura comblé, au moins en partie, la lacune que nous voulions signaler.

Arrivant à cette autre fraction de notre population que nous nommons portiers, de quel sentiment de pitié n'est-on pas affecté, Messieurs, quand on voit une famille entière, mari, femme et enfants, se partager l'air infect d'un trou qui n'en contient que quelques mètres cubes, et qu'une soupente malencontreuse sépare encore en deux compartiments pour mieux rendre toute ventilation impossible?

Les passages embellissent notre ville, cela est vrai; mais, s'ils ont une utilité incontestable, nous les trouvons de beaucoup trop étroits. Ils servent la fortune de quelques propriétaires aux dépens de la santé publique, et celui que nous appelons de *Largue* pèche entièrement par les principes et par les règles d'une bonne et prévoyante hygiène : ce n'est, pour nous, qu'une véritable fournaise aussi funeste que dangereuse. De sages réformes doivent conséquemment y être introduites, et puisque l'air doit amplement baigner nos demeures pour que le libre exercice des fonctions s'effectue, nous recommandons les loges des portiers et l'aération des passages à l'autorité compétente et au Conseil de salubrité de notre ville.

Il serait également à souhaiter que son action s'étendît sur les églises et sur tous les temples voués aux cultes, comme elle s'étend sur les édifices publics. Dalé en pierres de marbre, le sol est toujours humide et froid. En y entrant on croirait pénétrer dans un vaste souterrain; les fidèles éprouvent la sensation d'un manteau glacé qui tombe sur les épaules et sur la tête découverte; et, soit sur la dale où ils sont agenouillés, soit le long des murs, soit en respirant l'air stagnant, ils trouvent partout le froid, l'humidité, le moisi et mille causes de maladies. Un peu moins de luxe et plus de salubrité, Messieurs; et, sans nuire à la religion, on pourrait facilement obvier aux graves inconvénients que nous venons de signaler en recouvrant le sol de ces vastes édifices de nattes de jonc ou de paille, ou mieux, de bithume, les mosaïques composées avec ce produit mélangé à de tout petits graviers formant des planchers toujours secs et chauds, et qui, sous ce rapport, ont une supériorité incontestable sur les carrelages en pierre et en brique.

Quant aux théâtres, dont les dispositions sont mieux entendues, il faut que les soins hygiéniques les plus minutieux viennent en aide à la foule entassée qui s'y trouve si souvent enfermée, et qui, comme nous en avons eu quelquefois l'exemple, se laisserait périr plutôt que de retrancher un seul instant à ses plaisirs.

Mais les plus grands exemples d'encombrement sont incontestablement dans les hôpitaux et les prisons, Messieurs. Dans les prisons, se trouve une concentration d'individus dans des espaces étroits et resserrés; dans les hôpitaux, les douleurs et toutes les exhalaisons qu'entraînent les maladies diverses qui affligent l'espèce humaine, et dans les premières tous les besoins et toutes les misères. Dettes de la patrie et de l'humanité, les hôpitaux ne doivent, cependant, dans aucun cas être infectés, comme ils ne doivent pas davantage être encombrés ; et, quant aux prisons destinées à retenir enfermés dans leurs murs une masse d'individus, la loi pas plus que l'humanité, à part la privation de liberté bien entendu, ne doivent les regarder comme des séjours de peine. Il ne faut pas, toutefois, nous le savons, que l'existence matérielle des détenus soit meilleure que s'ils étaient libres; mais il ne faut pas non plus qu'elle soit rendue douloureuse et que des maux physiques viennent se joindre à la privation de la liberté, déjà si dure à supporter. Pour cela, il ne faudrait pas que l'administration des prisons eût lieu par entreprise; car ce mode s'opposera toujours à l'exécution complète de tous les moyens de salubrité et d'assainissement, et à tous les soins matériels que l'humanité est disposée à accorder au détenu, l'intérêt personnel de l'entrepreneur l'engageant toujours à ne faire que les sacrifices indispensables pour le bien-être de celui-ci.

Les préfets, sous-préfets, maires et commissaires de

police ont mission de réprimer ces abus, la loi le leur commande d'une manière impérieuse. Mais, qui peut et doit être plus compétent qu'un Conseil de salubrité? La société, par l'organe de ses tribunaux, punit; et elle seule, à vrai dire, est responsable aux yeux de l'humanité, des agents morbifiques qui peuvent rendre malsaines les demeures des pauvres prisonniers; mais, il n'en demeure pas moins démontré, pour nous, que cette même société doit faire intervenir les lois de l'hygiène après celles de la justice, et que les membres du Conseil de salubrité ont seuls qualité pour combler les lacunes qui sont dans la sphère de leurs attributions, qu'eux seuls ont l'aptitude nécessaire pour introduire des améliorations là où elles sont impérieusement réclamées.

Nous possédons dans le sein de notre ville, vous le savez, Messieurs, deux maisons pénitentiaires, dont l'une est exclusivement réservée aux militaires, et une troisième à l'extrémité de Perrache, sur la rive droite du Rhône; et quatre hôpitaux, non compris les Dispensaires, qui contiennent environ trois mille cinq cents lits, et qui, comme l'observent judicieusement MM. *Monfalcon* et de *Polinière*, « ont éprouvé, depuis vingt ans, des améliorations capitales sous le rapport de la salubrité. »

Tout ce qui a trait à ces établissements a été trop exploré et traité avec trop de supériorité pour que nous osions nous permettre de vous faire un résumé, même succinct, de ce qu'en disent les auteurs de l'Hygiène de la ville de Lyon; cependant, il est des points qui ont été omis, des erreurs involontaires, sans doute, qui ont été commises, et nous croyons qu'il est de notre devoir de les signaler.

Il existe à Lyon, disent MM. *Monfalcon* et de *Polinière*, deux prisons civiles, construites pour recevoir environ cinq cents détenus, et une prison militaire. Celles de l'ordre civil ont été le sujet d'une étude approfondie de la part de ces Messieurs; ils ont surtout donné une attention toute particulière sous le rapport des conditions de la salubrité à celle de Roanne, mais ils ont complétement oublié celle où des délits, le plus souvent légers, tiennent annuellement renfermés cent de nos soldats; et comme il ne s'y trouve ni préau, ni atelier de travail, ni espaces suffisants pour séparer les condamnés en catégories, nous vous dirons, Messieurs, que nous sommes en droit de nous étonner de ce que cette maison, qu'on nomme, comme vous le savez, les Récluses, ait été prise et soit conservée par l'administration de la guerre, lorsqu'il est malheureusement trop vrai qu'elle n'offre aucune des conditions de salubrité que réclame un établissement de cette nature.

Nous l'avons visitée, Messieurs, et nous avons à cœur de vous apprendre que, quoique des améliorations y aient été faites depuis quelques années, rien n'égale, aujourd'hui encore, la malpropreté de cette maison si peu convenable pour la destination à laquelle elle est affectée. Elle n'a pas seulement l'immense inconvénient, comme celle du Palais-de-Justice, d'être située dans l'enceinte même de la ville, mais elle est lugubre et obscure, sans cours aérées, toujours humide, et force détenus en sortent couverts de rhumatismes, la très-grande majorité s'y délâbre et s'y étiole, et beaucoup y contractent des pneumonies hypostatiques qui dégénèrent en phthisie!...

Quant aux omissions et aux légères erreurs dont

nous avons encore à vous parler, elles concernent également un établissement militaire, et si elles se trouvent sur le livre de MM. *Monfalcon* et de *Polinière*, ne croyez pas, Messieurs, qu'elles y aient été mises sciemment, mais bien par pure inadvertance.

Ainsi il est dit à la page 128, à propos de l'hôpital, « que de 1832, époque de son institution, à 1843, il y a eu 7,600 admissions; année moyenne, 7,200 sorties ou guérisons, et 400 décès.

Vérifiés avec le plus grand soin, les registres de l'établissement nous ont donné, pour le laps de temps cité par ces Messieurs, 91,246 entrées, 86,398 sorties guéris, et 4,646 morts; ce qui fait que la moyenne, par année, est de 7,604 entrées, 7,200 sorties guéris, et 387 morts, différence assez sensible, comme vous le voyez, Messieurs, et qui méritait d'être établie dans un travail de la nature de celui dont nous avons l'honneur de vous entretenir.

A la page 124, il est dit encore : « que la cour principale, vaste et d'abord bien aérée, a été plantée d'arbres sans l'avis des médecins militaires, et que de sec et sain qu'il était, tout le premier étage est devenu sensiblement humide.

Tels qu'ils sont, ces arbres sont de beaucoup trop jeunes pour que leur voisinage des murs ait pu développer la fâcheuse influence dont parlent ces Messieurs; seulement, au fur et à mesure qu'ils grandiront ils accumuleront une plus ou moins grande somme d'humidité, et, notre conviction à nous est que si cette humidité n'est pas encore sensible, elle le sera, indubitablement, lorsque les branches auront pris un certain développement, et qu'alors cette plantation, agréable à la vue et favorable à l'aspect architectural, sera contraire aux règles d'une bonne et prévoyante hygiène.

Le Conseil de salubrité a, dans ses attributions, comme nous l'avons déjà fait pressentir, Messieurs, l'inspection des édifices publics sous le rapport sanitaire. C'est à lui qu'il appartient de décider si l'air et la lumière du jour entrent en assez grande quantité dans l'intérieur de ces établissements, et s'il ne s'y trouve rien qui puisse compromettre la santé de leurs habitants; mais il arrive le plus ordinairement « qu'on ne fait appel à ses lumières que lorsqu'il est déjà trop tard pour en rendre l'application opportune. » Eh bien! Messieurs, là est un manquement grave, un oubli dont les conséquences sont tôt ou tard funestes à la santé publique, manquement contre lequel l'humanité ne saurait trop élever sa voix vibrante; car, ce ne sont pas des architectes qui ont qualité pour savoir « quelles sont les conditions de salubrité à respecter, les règles principales à suivre, et les vices de construction préjudiciables à la santé qu'il faut éviter, » mais bien des médecins philanthropes, les membres du Conseil de salubrité!

Grâce à ce besoin incessant de triompher des obstacles et des susceptibilités, d'un orgueil déplacé et d'un amour propre ridicule, nous le voyons, toutefois, dissiper certaines préventions et sortir victorieux de la lutte qui reconnaît pour cause des améliorations à introduire dans le bien être des masses. Ainsi, depuis que M. le Proviseur du Collége royal a réclamé ses conseils, cet établissement est entré dans la voie du progrès, chaque année y amène son amélioration et, repris ainsi en détail, ce vieil édifice finira, après un temps donné bien entendu, par être restauré et salubre, du moins autant que peuvent le permettre les conditions fâcheuses de sa localité. Si les nombreux enfants de nos Salles d'Asile, institutions dont les bienfaits sont inappréciables, ont des visages frais et riants c'est à l'air pur, à l'atmosphère exempte d'humidité, aux arbres, aux préaux salubres, à la lumière et au soleil que les avis du Conseil y ont accumulés qu'ils en sont redevables; c'est encore à sa bienheureuse intervention que la Gendarmerie de notre ville doit les conditions si bien entendues et si bien appropriées à sa destination, de la caserne monumentale qu'elle occupe le long de la rue Sala à la rue Ste-Hélène; et si les insensés de l'Antiquaille ne sont plus privés d'air pour respirer, d'eau pour étancher leur soif, et des choses les plus nécessaires à la vie; s'ils ne sont plus dans des réduits étroits, sales, infects, sans air, sans lumière et enchaînés dans des antres où l'on craindrait de renfermer des bêtes féroces, c'est encore à leur sollicitude toute paternelle et à celle des médecins qui, tour à tour, ont eu à donner leurs soins à ces infortunés qui éprouvent la plus redoutable des misères humaines! que nous devons en revendiquer l'honneur et la gloire.

Passant aux autres établissements publics, nous nous bornerons à vous dire, Messieurs, pour ne pas fatiguer trop longtemps l'attention que vous voulez bien nous prêter que l'école vétérinaire, placée, comme vous le savez au bord de la Saône, entre la colline des Chartreux et le prolongement de celle de Fouvières, a subi de notables améliorations et que les inconvénients qu'elle présente encore, sous le rapport de l'hygiène, dans sa construction et sa disposition intérieure, disparaîtront par suite des travaux qui sont à la veille d'être entrepris pour la restauration définitive de cet établissement; que le Dépôt de mendicité, situé à mi-coteau de Fourvière et dont l'exposition est on ne peut plus favorable, offre aux mendiants, outre des ateliers où le travail est mesuré à la force physique des détenus, un lit convenable, des vêtements, des aliments salubres et tous les soins que leur santé comporte, et enfin que, grâce aux instances réitérées de M. *Arnaud*, adjoint au maire, de M. *Dardel*, architecte de la ville, et peut-être aussi à un travail fort étendu que nous adressâmes à M. Terme dans le courant du mois de juin 1843 (1), nous avons obtenu un excellent système de latrines publiques et d'urinoirs sur les points les plus fréquentés de la voie publique. Comme l'observent MM. *Monfalcon* et de *Polinière* (2) « leur nombre n'est pas assez grand sans doute; mais le but a été atteint; » et nous, qui avons sollicité cette amélioration hygiénique, nous sommes heureux de pouvoir vous dire que nous avons eu la satisfaction de voir nos avis agréés.

« Nos deux rivières, le Rhône et la Saône, demandent chaque année à la population, disent MM. *Monfalcon* et de *Polinière*, leur tribut accoutumé de victimes humaines ; et chaque année, l'asphyxie accidentelle par submersion fournit son contingent au tableau de la mortalité ». Là est, nous nous hâtons d'en convenir, une question qui mérite d'être sérieusement méditée; mais, est-il à dire pour cela qu'il faille défendre, sous des peines sévères, les bains de rivière? C'est ce que nous ne pensons pas, et ce que ne pense pas davantage le Conseil de salubrité de notre ville. Sa population ouvrière, plus que tout autre, a besoin d'être entourée des

(1) Mémoire sur l'hygiène de la ville de Lyon, adressé à M. Terme, par M. le docteur Julia de Cazères.

(2) Loco. cit., page 64.

sévères et indispensables prescriptions de l'hygiène; aussi, au lieu de viser à la suppression des bains publics, ils devraient être encouragés et propagés dans toutes les parties de la ville où il serait possible de les établir. Seulement, nous voudrions qu'ils fussent sous la forme d'école de natation, et qu'en outre ils fussent gratuits, moyen qui empêcherait les nageurs inexpérimentés ou imprudents de s'avanturer au milieu du courant de nos rivières, et qu'il fût affecté un salaire à quelques hommes de garde pendant les deux ou trois mois les plus chauds de l'année.

Lorsque l'importante question de l'eau sera définitivement résolue, un appendice nécessaire à tout grand établissement public serait, à notre avis, une salle de bains; car, ce n'est pas seulement des bains froids que nous entendons parler, mais des bains tièdes. Mis à la disposition de la population ouvrière, elle y trouverait le moyen de se délasser de ses fatigues, de combattre l'influence délétère de ses vêtements de travail si peu souvent renouvelés, d'enlever les traces de ses sueurs, des poussières et des souillures diverses qui s'y accumulent, et enfin, Messieurs, peut-être une occasion de plus de rendre hommage à la philanthropie de notre ville!... et à l'action si paternelle de son Conseil de salubrité.

Les noyés et les asphyxiés sont encore dans la sphère de ses attributions; mais, comme l'observent MM. *Monfalcon* et de *Polinière* (1), l'administration municipale devrait confier la direction des secours qui doivent leur être administrés exclusivement au Conseil de salubrité, qui en chargerait un de ses membres; et celui à qui cet

(1) Loco. cit., page 167.

important service serait confié visiterait avec soin les treize dépôts de boîtes fumigatoires, inspection qui garantirait « tous les moyens de secours que l'art médical découvre ou perfectionne. »

Il n'est pas jusqu'aux chiens enragés qui n'aient trouvé place dans le livre de MM. *Monfalcon* et de *Polinière*, et les deux pages qu'ils ont consacré à l'hydrophobie se résument dans les indications positives du genre de préservatif auquel il convient de recourir lorsqu'on a été mordu par un chien enragé ou présumé tel; mais, c'est surtout aux chapitres XIV, qui traite de la prostitution, et XV, qui est entièrement consacré au charlatanisme, sous quelle forme qu'il se déguise, que se remarquent cette précision qu'on ne rencontre qu'à de très-rares intervalles de nos jours, et cette nécessité de protéger enfin la dignité de la profession médicale par quelque institution sévère et répressive.

Le virus syphilitique, domicilié et légalement patenté dans notre grande ville manufacturière comme dans toutes celles du royaume, ne produit pas, à vrai dire, Messieurs, d'aussi grands ravages qu'il en exerçait il y a un très-petit nombre d'années; mais, par cela seul que beaucoup de filles échappent à la surveillance de la police, qu'un très-grand nombre de celles qu'on nomme compagnonnes habitent, mêlées aux ouvriers de l'autre sexe, les ateliers de fabrication de soie, et que, de même que celles qu'on appelle dévideuses, ourdisseuses et frangeuses, n'obtenant qu'un trop petit salaire, elles ne tardent pas à être attaquées par la corruption inhérente à la grande ville, et que les unes et les autres échappent au contrôle auquel sont soumises les prostituées proprement dites, nous croyons avec MM. *Monfalcon* et de *Po-*

linière, « qu'il est du devoir et dans les attributions du Conseil de salubrité de poursuivre jusqu'à extinction ce fléau des populations ouvrières et soldatesques. »

Il est également à souhaiter, pour l'humanité et pour l'honneur du corps des médecins, que la police des charlatants et des remèdes secrets soit exclusivement dévolue aux Conseils de salubrité; car les guérisseurs, les médicastres, les rhabilleurs et les charlatants impudents ont toujours eu à Lyon le champ parfaitement libre. Comme l'observent, avec une juste et légitime indignation, MM. *Monfalcon* et de *Polinière*, « il est dans notre ville plus de cent jeunes médecins, pleins de modestie et de savoir, qui demandent en vain à leur diplôme les moyens d'une existence honorable, lorsqu'un individu, dont nous ne prendrons pas la peine de vous indiquer la profession, doit, à l'horreur même qu'elle inspire, la foule de tout rang et de tout sexe qui se presse dans ses antichambres» ; dans la rue de la Reine est un homme totalement illettré, tripier de son état, connu sous le nom de rhabilleur du quartier, misérable empirique, comme vous le voyez, Messieurs, et chez lequel les malades qui ont des luxations et autres lésions articulaires sont envoyés, parce qu'il est reçu dans certaines classes de notre population « que ces affections sont inconnues des chirurgiens et des médecins, même les plus rénommés » ; dans la rue Neuve est un charlatan affiché, docteur de toutes les Facultés du royaume, qui exploite la crédulité en proclamant, pour quinze francs !! la guérison de la maladie vénérienne la plus invétérée, et dont la témérité cause plus de ravages parmi la population ouvrière que ne pourraient le faire vingt des maisons de prostitution le plus mal tenues; rue des Remparts-d'Ainay est une dame, très-érudite il est vrai, puisqu'elle écrit ses ordonnances en latin, qui déshonore l'art de guérir en portant une main téméraire sur des fractures, sur des gonflements articulaires, et en ouvrant, au grand jour et à la vue de tous, son cabinet de dix heures du matin à midi, cabinet d'où partent de nombreuses ordonnances qui vont toutes à la même adresse, rue de l'Enfant-qui-Pisse et rue de la Préfecture; non loin du Collége-Royal est un prophète en urines, docteur de je ne sais quelle Faculté, qui a acquis une telle vogue, que dans maintes maisons aristocratiques on vante son savoir et sa perspicacité (1); les somnambules et les magnétiseurs, ces derniers surtout, flétrissables parce que pour la plupart ils ont reçu quelque instruction médicale, audacieux, parce que l'engouement de quelques hommes du monde, tout-à-fait incompétents, leur vient en aide, se livrent journellement à des pratiques qui outragent l'humanité et la morale; en un mot, Messieurs, il n'est pas de ville en France où la population ait plus de confiance aux vertus des amulettes; où, médicastres et pharmaciens font semblant de partager la profonde ignorance et l'aveugle superstition du vulgaire, parce que les uns et les autres en veulent à l'or et à la bourse de l'ouvrier; où les charlatans vivent de la crédulité et de la sottise du peuple, et où des talismans, comme certain onguent de famille vanté pour le bonheur de l'humanité; certain sirop vermifuge, ou bien cet élixir infaillible et ce sirop végétal non moins recommandable

(1) Le célèbre Tissot déclare nettement que quiconque prescrit un médicament sur la seule inspection des urines est un fripon; et que quiconque en fait usage est un sot. Boerhave prétend qu'il faut être dans le délire, pour juger d'une maladie sur les urines; et Hoffmann regarde cet usage comme indigne de tout homme judicieux.

contre les maux les plus invétérés ; où, dis-je, le charlatanisme ajoute la grave complication de l'ignorance à toutes les maladies, notamment au virus syphilitique ; aussi, nous qui voyons et qui connaissons tous ces abus, nous qui avons vu, dans nos hôpitaux, des maladies mortelles ou d'incurables infirmités que les charlatans ont causées, réclamons nous, avec les plus vives instances, les moyens de répression qui sont au pouvoir de l'administration et l'intervention immédiate du Conseil de salubrité qui, seul, pourrait réussir, non pas à extirper complètement le charlatanisme, lèpre, comme vous ne le savez que trop, Messieurs, inévitable dans les grandes villes, du moins à en affaiblir les fatales conséquences. « Défenseur officiel de la santé publique, » le Conseil de salubrité a seul qualité « pour mettre au ban de l'opinion les prétendus guérisseurs de toutes les nuances qui spéculent sur la crédulité des classes riches et sur la misère des classes inférieures » ; et, loin de trouver trop de chaleur dans les paroles des auteurs de l'Hygiène de la ville de Lyon (1), il nous semble, quant à nous, que l'administration municipale et l'autorité judiciaire écouteront leur voix, et qu'elles mettront en pratique les sages avis qu'ils leur indiquent.

Passant à la presqu'île Perrache, MM. *Monfalcon* et de *Polinière* nous apprennent que le Conseil de salubrité a eu plusieurs fois à déterminer quel était son degré de salubrité, et quels établissements industriels pourraient y être autorisés sans inconvénients, soit pour cette partie de la ville, soit pour le côté voisin de Sainte-Foy.

Avant de se livrer à l'examen des localités, le Conseil

(1) Loco. cit. page 75.

de salubrité a établi les distances auxquelles les fabrications de produits chimiques cessaient d'être nuisibles. Débutant *par la colle forte extraite des os*, il fait ressortir l'incommodité qui résulte de leur trop grande accumulation, alors surtout qu'ils ne sont qu'imparfaitement dépouillés des chairs, et il conclut « qu'on ne doit pas tolérer de semblables établissements dans le voisinage des lieux habités; *la fabrication et la raffinerie de la soude*, dont les émanations sont de l'acide sulfureux, l'efflorescence à l'air libre de la soude brute et un fort dégagement d'hydrogène sulfuré est sans inconvénient, à une distance de cent mètres, sur la santé des hommes, des animaux et de la végétation; *l'industrie de l'acide sulfurique*, qui donne lieu à un dégagement d'acides azoteux et sulfureux, donne une odeur à peine sensible à la distance de cent cinquante mètres; celle *du sulfate de soude*, qui laisse répandre l'acide chlorhydrique dans l'air, doit être bannie de l'intérieur des villes et même des campagnes dont il détruit la végétation, et, pour en faire comprendre les tristes effets, MM. *Monfalcon* et de *Polinière* citent pour exemple les environs de la ville de Marseille; la *fabrication du sulfate de cuivre* leur paraît également nuisible; celle *d'acide azotique* peut être jusqu'à un certain point tolérée, et dans ce cas, il serait convenable, disent-ils, ainsi que pour la fabrication de l'azotate de fer, de recevoir l'acide azoteux dans des eaux de chaux qui en opéreraient sa dissolution; quant aux *raffineries* et aux *distilleries de soufre*, généralement redoutées, le Conseil les considère comme l'une des fabrications qui offrent le moins d'inconvénients; pour celle de *l'acide chlorhydrique*, qui ne donne des vapeurs que lorsque les appareils sont imparfaits ou défectueux, on ne saurait lui assigner aucun inconvénient, ni aucune distance; et enfin, celle de *chlorure de chaux* ne peut avoir qu'une influence utile, le chlore étant un des agents les plus puissants d'assainissement et de désinfection.

C'est en 1826, époque à laquelle il fut question d'établir un abattoir à Perrache, que le Conseil de salubrité et la Société de médecine reçurent de l'administration municipale l'invitation d'examiner les demandes des industriels qui avaient l'intention d'établir dans cette presqu'île des manufactures de produits chimiques, et à cette même époque ou peu à près, que ces deux corps savants réunis rédigèrent le résultat de leurs observations comme nous venons de le rapporter. Mais, vous le savez tous, Messieurs, la situation de la presqu'île de Perrache est loin d'être maintenant ce qu'elle était alors; les eaux stagnantes et les fièvres opiniâtres qui avaient donné à cette contrée une réputation si fâcheuse sont loin de nous; des quartiers largement espacés et amplement baignés par l'air ambiant se sont élevés comme par enchantement; de grands établissements civils et militaires y sont en construction ou en projet; des ponts relieront bientôt ces importants quartiers à la rive droite de la Saône qui ne tardera pas à devenir route royale; la presqu'île, en un mot, a éprouvé une transformation complète: encore quelques années, et elle sera ce qu'est *Manchester* à Londres, la *chaussée d'Antin* à Paris, le *quartier Franc* à Constantinople, les *allées Méyan* à Marseille et *les Chartrons* à Bordeaux; mais, une des conditions essentielles est, d'après nous, d'en exclure tous les établissements industriels, sans exception, qui donnent lieu au dégagement de gaz délétères, acides ou méphitiques, voire même *cette fabrique d'huile de pieds de bœuf*, dont l'odeur infecte et dont le maintien surprend autant qu'il étonne, et de les transporter, non pas à la *Mulatière* ou à *Oullins*, parce que la végétation y est belle et parce qu'elle ne tarderait pas à être désagréablement influencée par leur voisinage destructeur, comme nous en avons eu le déplorable exemple dans le dépérissement de la double rangée de peupliers qui s'étendait du cours du midi au pont de la Mulatière, mais bien dans des points autant que possible incultes et le plus éloignés des habitations.

Le Conseil de salubrité a eu également à s'occuper, et cela à des époques très-rapprochées les unes des autres, des objets les plus nécessaires à la vie, objets que la mauvaise foi altère et corrompt de mille manières, et dont il est souvent difficile, comme vous le savez, Messieurs, de reconnaître le mélange, nous voulons parler des aliments et des boissons, et entre autres du pain, du vin et du lait.

Par cela seul que le pain, qu'on peut regarder comme le type des matériaux solides à l'aide desquels se construisent les corps humains, est la nourriture qui se reproduit le plus abondamment et avec le moins de travail dans les contrées les plus importantes du globe, le Conseil de salubrité doit à sa manipulation et au choix des farines une part active de sa surveillance et de sa sollicitude. Il est un élément plus immédiat que le vin et la viande, élément que l'antiquité hébraïque et païenne conservèrent vainement pour en faire le symbole de leurs sacrifices; c'est l'image la plus fidèle du bien-être et de l'abondance, ce qu'a prouvé le christianisme en le choisissant de préférence à toute autre chose, et il l'est, non-seulement par la bonté qui lui est propre, mais par une croyance qui atteindra tout à l'heure deux mille ans de durée.

Le choix des farines et le perfectionnement des opérations desquelles résulte le pain, c'est-à-dire la *meunerie* et la *boulangerie*, sont, d'après cela, une des tâches les plus intéressantes et l'un des objets les plus essentiels de la sollicitude d'une municipalité, et surtout des hommes qu'un caractère officiel charge de l'amélioration de l'espèce humaine et du soin d'écarter toutes les causes qui peuvent nuire à la santé publique. Les membres du Conseil n'ont pas eu, toutefois, hâtons-nous de le dire, à reprocher aux boulangers de Lyon la falsification des farines avec la fécule de pommes de terre, le seigle, les féveroles, les haricots, et surtout avec les sulfates de cuivre et de zinc, l'alun, les sous-carbonates de magnésie et d'ammoniaque, le carbonate et le sulfate de chaux; mais notre pain n'a pas, tant s'en faut, la belle apparence de celui de *Paris*, de *Lille*, d'*Aix* et de plusieurs autres villes du royaume; il faut que la chimie et la physique viennent en aide à notre boulangerie, et qu'une manipulation plus habile donne à tout Lyonnais du bon pain, du pain contenant au moins 10 pour 100 de fécule, et de la meilleure qualité possible.

De toutes les boissons qui influent sur l'humeur de l'homme, aucune ne possède une vertu plus favorable que le vin. « Il réjouit le cœur de l'homme, » dit le Psalmiste [1]; et nous ajouterons, nous, qu'il dispose à la joie et qu'il contribue à rendre les sympathies plus actives et toutes les expressions plus libres et plus va-

(1) David, auteur des Psaumes.

leureuses, comme il fait éprouver au caractère des peuples qui jouissent de ses bienfaits des modifications heureuses et une supériorité incontestable sur celui des peuples auxquels la Providence n'a pas accordé le même bien; mais, qu'il faut pour cela, un vin *naturel* et non ce vin de *fabrique* dans lequel n'entre pas une graine de raisin, et dans lequel les réactifs démontrent la présence, ici du protoxide de plomb; là celles de *l'alcool* et du *bois d'inde* et de *fernanbouc*, du *tourne-sol en drapeau*, des *baies d'ièble*, *de troëne*, *de myrthe* et *de l'indigo*, toutes substances qui servent à donner une coloration factice et dont l'action peut être plus ou moins délétère.

L'art de fabriquer les vins de toute pièce, avec ou sans raisins, trouve toutefois, hâtons-nous de le dire, peu d'applications dans notre pays vignoble; nos marchands se bornent à mélanger ceux qui sont par trop légers avec les vins épais et alcooliques du midi, ou à en augmenter la quantité avec de l'eau, moyen que nos laitières entendent également à merveille. Elles corrigent la diminution de la consistance de la crême en ajoutant, dans le mélange aqueux de la cassonade, de la farine, de la gélatine, des jaunes d'œuf et des quantités fort petites de safran, de fleurs de souci, de jus de réglisse ou le suc de carotte, toutes substances, comme vous le voyez, Messieurs, assez innocentes par elles-mêmes; mais le lait est le premier des aliments, il est même l'unique de quelques enfants nourris au biberon, et, quoiqu'il ne soit en quelque sorte qu'écrêmé et plus aqueux qu'il ne devrait l'être, il est à souhaiter que la science mette entre les mains de l'autorité des *galactomètres*, non tels que ceux de MM. *Chevalier* et *Dinocourt*, ou le *lactoscope* de M. Donné, parce qu'il fait répandre plus souvent qu'on ne le pense le bon lait sur la voie publique, le lait très pauvre en crême marquant à l'aréomètre le même nombre de degrés qu'un lait excellent, mais tels qu'ils donnent plus de précision et une plus parfaite exactitude.

Nous n'en finirions pas, Messieurs, si nous voulions suivre les auteurs de l'Hygiène de la ville de Lyon dans ces belles pages de l'hygiène publique, où ils passent en revue les falsifications dont tous les aliments et toutes les boissons sont susceptibles, et si de là nous voulions vous conduire dans les deuxième et troisième parties de leur livre, qui sont consacrées, la première aux rapports sur les établissements industriels, et la deuxième aux notices historiques et pièces officielles.

Permettez-nous donc de terminer ici la tâche, de beaucoup au dessus de nos forces, que vous nous avez imposée en nous priant de vous faire un rapport sur le livre, grand in-8, intitulé : Hygiène de la ville de Lyon, ou Opinions et Rapports du Conseil de salubrité du département du Rhône, que MM. *Monfalcon* et de *Polinière* ont publié dans le mois de février dernier ; et de vous dire, en terminant, Messieurs, que pour composer un tel ouvrage il ne s'agissait pas seulement de recueillir avec exactitude tous les documents épars, de les classer et de les annoter ; mais de les éclaircir et de leur donner à la fois le cachet d'une œuvre scientifique et raisonnée, but qu'ont atteint MM. *Monfalcon* et de *Polinière*, qui, nous avons hâte de vous le dire, Messieurs, ont acquis un titre de plus à la gratitude publique, et qui ont augmenté la somme de la considération et de la profonde vénération de la Société médicale d'émulation, en lui faisant hommage de leur livre.

www.ingramcontent.com/pod-product-compliance
Ingram Content Group UK Ltd.
Pitfield, Milton Keynes, MK11 3LW, UK
UKHW022153190726
13855UKWH00004B/1457